AF476389

OBSERVATIONS

SUR UN OUVRAGE

INTITULÉ:

ESSAI d'une Histoire Pragmatique de la Médecine, par *Curt* SPRENGEL; traduit sur la deuxième édition, par *Charles-Fréderic* GEIGER, Médecin et Membre de plusieurs Sociétés savantes;

PAR A. L. MILLIN,

Mem[illegible]stitut et de la Légion d'honneur, etc.

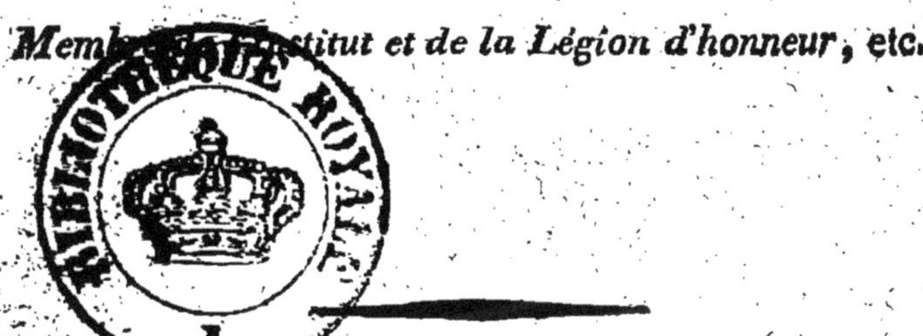

PARIS,

DE L'IMPRIMERIE DE J. B. SAJOU,
Rue de la Harpe, n.° 11.

1809.

Extrait du Magasin Encyclopédique (juillet 1809), Journal pour lequel on s'abonne chez Gabriel DUFOUR et Compagnie, libraires, rue des Mathurins S. Jacques, n.° 7.

OBSERVATIONS

SUR UN OUVRAGE

INTITULÉ:

ESSAI d'une Histoire Pragmatique de la Médecine, par *Curt* SPRENGEL; traduit sur la deuxième édition, par *Charles-Frédéric* GEIGER, médecin et membre de plusieurs Sociétés savantes, tome I. Paris, Imprimerie impériale; chez l'auteur, rue le Pelletier, n.° 21, et chez *Denné* le jeune, rue Vivienne, n.° 10, in-8.°, 578 pages.

On desiroit depuis longtemps la traduction de l'*Histoire de la Médecine* de M. SPRENGEL, et personne ne s'est réjoui plus que moi, quand j'ai su qu'on alloit en publier une; mais cette joie a bientôt été changée en regret, en voyant la manière dont ce bel ouvrage a été défiguré. Il m'est pénible de chercher à infirmer le jugement qui a été porté, dans quelques journaux, de cette traduction, et si M. GEIGER n'avoit fait qu'un mauvais livre, je le laisserois jouir en paix des éloges qu'on lui donne; mais il a traduit l'ouvrage d'un auteur célèbre, la bienveillance dont ce savant m'honore me fait un devoir de le défendre contre ce prétendu traducteur plus dangereux pour sa gloire, que ne seroit l'ennemi le plus implacable et le plus perfide. Le nombre et la gravité des fautes que je vais relever, justifieront ma démarche et feront voir que je ne pouvois garder le silence sans trahir l'amitié.

La composition de l'*Histoire de la Médecine*, telle que l'a conçue et exécutée son illustre auteur, exigeoit la réunion d'un grand nombre de connoissances; il est impossible de la traduire sans les avoir, sinon dans un degré aussi éminent, du moins suffisant pour bien comprendre l'original. Nous allons voir qu'elles ont manqué toutes à celui qui a si imprudemment entrepris cette tâche.

Je n'exigerai point de lui qu'il possède comme M. Sprengel les *langues orientales*; mais s'il les ignore, il ne doit pas du moins dénaturer les noms, et écrire, page 13, *Esmunus* au lieu d'*Esmun*. Les noms orientaux ne se latinisent point; d'ailleurs il devoit copier l'original où on lit *Esmun*.

L'intelligence de la *langue grecque*, seroit d'une obligation plus stricte pour le traducteur d'un si savant ouvrage, et M. Geiger ignore jusqu'au nom des productions des plus célèbres écrivains. Il suffit pour en donner la preuve, de citer ce passage, page 88, où M. Sprengel cite Aristophane *im Frieden*, c'est-à-dire *dans la paix*; M. Geiger lui fait dire que « Trygée promet à Hermès de lui offrir « des sacrifices *pendant la paix*. » Il prend pour une paix entre les nations, le simple titre d'une pièce de théâtre. Ailleurs, il est question de Mélampe et de la guérison qu'il opéra sur Iphiclus; M. Geiger écrit, page 80, « Un épervier avoit déja donné cet « avis à *Mantis*. » Il ne voit pas que Mantis n'est pas un nom d'homme, et qu'il signifie *Devin*: Mélampe exerçoit en effet la devination. Dans un autre passage, M. Sprengel cite Plutarque relativement à une préparation que les Ægyptiens appeloient *Kyphy*, nom que M. Geiger estropie comme tous les autres en écrivant *Cyphi*, et M. Sprengel ajoute « que les « Israëlites ont imité cette préparation comme le « dit Moïse, Liv. II, Chap. XXX. » M. Geiger traduit p. 21 : « *Plutarque dit* que les Israëlites imitè-« rent cette préparation, *Moïse*, *Liv. II*, *Chap. XXX.* » Or voilà Plutarque qui nous instruit de l'histoire des Juifs et qui cite Moïse, Livre II, Chap. XXX.

Beaucoup d'exemples trop minutieux à rapporter prouveroient encore que le traducteur de M. Sprengel ne sait pas mieux le latin que le grec; il suffira de dire qu'il ignore la signification du mot *Aborigènes*, et qu'il croit, page 173, qu'il désigne des hommes grossiers; il ne sait pas que chez les Romains le mot *Barbare*, page 181, signifie étranger.

Je pourrois multiplier ces exemples à l'infini (1), mais pressé par l'espace, je dois en choisir d'un autre genre, et prouver que M. Geiger ne possède pas mieux la *Mythologie* que les langues anciennes. Il avance, page 181, que sur *tous* les monumens on voit Isis entourée d'un serpent; il confond, pag. 75 et 143, Cybèle avec Rhéa; *Moïra* avec *Atropos*, page 99; La Pythie, page 177, avec une *Sibylle*. Vingt fois il nomme le médecin des dieux *Péan*, ce nom s'écrit *Paëon*, p. 85,86; il appelle toujours Apollon *Magicien* au lieu de *Devin*, page 88 et 89, et Bacchus le *Père Liber*, page 175.

(1) A l'exception de deux ou trois, tous les exemples ont été pris dans la section qui traite de l'état de la médecine dans la haute antiquité, depuis la page 13 jusqu'à la page 190, en tout 177 pages.

La *Géographie* n'est pas plus familière au traducteur que la mythologie. Il prend le mont *Hæmus*, et le mont *Pangée* pour des villes, page 77, et la ville de *Damas*, pour un homme, page 306; *Trachine*, p. 129, pour une province, et l'*Acarnanie*, pag. 120, pour une ville. Il fait du mois que les Alexandrins appeloient *Karus*, une ville qu'il nomme, p. 500, *Monat-Carus*. Il nomme les tribus des Juifs, les *Branches judaïques*, pag. 545; *Eleusis*, *Eleusine*, pag. 76; la *Fontaine du Platane*, qui étoit en Messenie, *fontaine de Platée*, pag. 135, ville de Boeotie, et l'antre consacré à Charon, il l'appelle l'*antre de Charonium*, pag. 155. Enfin M. Sprengel dit, d'après Tacite, que les Romains élevèrent un temple à *Méphitis* dans Crémone. M. Geiger ajoute, pag. 185, « et « dans la vallée d'Amsanecte. » Cette prétendue vallée ne peut être que le *Lac Ampsanctus*, dont M. Sprengel ne parle pas. On peut donc conclure que les additions de M. Geiger ne sont pas plus heureuses que ses traductions.

L'*Histoire* n'est pas plus favorablement traitée par M. Geiger. Selon lui, le *Gouvernement sacerdotal* de l'ancienne Ægypte, étoit un *Gouvernement monastique*, pag. 33; la secte de Pythagore un *Ordre*, pag. 545. Il prétend, pag. 185, que les Lectisternes avoient lieu dans les temples, tandis que M. Sprengel dit avec raison que c'étoit dans les rues (*auf œffentlicher Strasse*). On lit, pag. 31, « Qu'au temps « d'Alexandre, Sérapis étoit adoré comme un Dieu « de la Médecine, et qu'on s'*occupoit déja des In-* « *cubes*. » On croiroit qu'il est ici question des démons *Incubes* et *Succubes* dont Voltaire a tant parlé. Eh bien, M. Sprengel dit seulement « que dans l'an-

« cien temple de Sérapis, on *pratiquoit l'incubation*; » ce qui signifie qu'on y faisoit coucher les malades pour recevoir en songe les avis du Dieu sur leur guérison. M. Geiger a cependant une si grande passion pour les Incubes qu'il prétend que *personne ne pouvoit entrer dans les souterrains de Nyse, parce que les prêtres y sacrifioient aux Incubes*, pag. 133, pendant que M. Sprengel dit seulement « personne ne pouvoit pé- « nétrer dans la grotte de Nyssa, les prêtres eux- « mêmes et non les malades y recevoient en songe les « réponses du Dieu. »

L'ouvrage de M. Sprengel annonce les connoissances les plus étendues dans l'*Histoire littéraire*, mais son traducteur confond, pag. 27, *Thomas* GALE, philosophe anglois, éditeur d'Iamblique, avec le médecin grec *Galien*; il ignore que ces mots le *Poëte d'Ascrée*, pag. 108, désignent Hésiode. Il cite l'ouvrage de Cuper sur Harpocrate comme un traité sur *Hippocrate*, pag. 126; au lieu de ces mots les *Observations d'Aristides*, il dit, pag. 146, les *Renseignemens qu'on a sur Aristides*. Enfin il croit que ces lettres *Dess* désignent le nom d'un auteur M. DESS, pag. 38, tandis que ce sont les initiales du mot *Desselben* qui signifie *du même*. Il appelle, pag. 117, le célèbre Villoison un *Scholiaste*.

On pense bien qu'un traducteur aussi étranger à l'histoire littéraire, doit mépriser la *Bibliographie*; aussi M. Geiger rend ces mots, *Irische Bibel*, c'est-à-dire Bible irlandaise, par *Bible d'Iris*, pag. 212. Il prend le titre d'un ouvrage de Herder, pag. 26, pour une opinion manifestée par lui : celui d'un ouvrage de M. Sprengel lui-même, intitulé, *Additions à l'Histoire de la Médecine*, pour des additions à l'ouvrage de l'auteur grec, *Héraclidès de Pont*, pag. 92.

Si M. Geiger ne possède ni l'histoire littéraire, ni la bibliographie, pourra-t-on demander qu'il connoisse l'*histoire de l'art?* On doit donc trouver tout simple qu'il prenne le célèbre *Coffre de Cypselus* pour un *Boisseau*, pag. 95, et qu'il confonde les bustes appelés *Hermès*, pag. 302, avec les *Thermes* qui sont des bains chauds; des attributs avec des *Hiéroglyphes*, pag. 136; un simple tombeau avec un *mausolée*, pag. 121; une statue avec un *buste*, pag. 124, et une couronne radiée avec une *gloire*, pag. 137 et 180; qu'il appelle un strigile une *étrille*, p. 150; et les monnoies, des *médailles*, pag. 156.

Un médecin qui se mêle de traduire un ouvrage de ce genre doit avoir quelque teinture d'*Histoire naturelle*; cependant, M. Geiger ignore la différence qui existe entre un genre et une espèce, pag. 130. Parmi les *Quadrupèdes* qu'il étoit permis aux Ægyptiens de manger, M. Sprengel nomme l'*Antilope pasan*, qui en effet se trouve en Ægypte et en Arabie; M. Geiger se contente de mettre l'*Antilope*, pag. 40, qui est le nom du genre, et ne détermine pas l'espèce, et il y a un grand nombre d'espèces d'antilopes. Enfin il confond pag. 121, l'énorme quadrupède appelé Hippopotame avec le *Cheval marin*, qui est un poisson.

Trompé par la lettre initiale, qui est en italique dans l'original, il confond l'*Oiseau* appelé par les anciens *Iynx torquilla* (le torcol), avec le terrible quadrupède appelé *Lynx*, qu'il nomme cependant *Lynx torquilla*, pag. 431, et cette grossière erreur est répétée dans la table, pag. 565. M. Geiger ne paroît pourtant pas avoir abandonné pour l'*Ornithologie*, l'étude des *mammifères*, car il prend l'épervier pour un *Vautour*, pag. 137 et 140.

En parlant des *Poissons* détestés par les Ægyptiens, pag. 40, il traduit *Barben* par *Barbue*, tandis que ce mot signifie *Barbeau*, et il y a autant de différence entre une barbue et un barbeau qu'entre l'ouvrage de M. Geiger et une véritable traduction.

Selon M. Geiger, le *serpent* du prestigiateur Alexandre *avoit une figure humaine*, page 139; M. Sprengel dit d'après Lucien « que cet imposteur « lui avoit arrangé la tête de manière qu'elle avoit « quelque ressemblance avec une tête humaine. » Enfin M. Geiger confond la terre *Sigillaire* avec la terre *Sigillée*, p. 39; le succin avec l'*ambre*, page 150; les pierres gravées avec les *pierres précieuses*, pag. 162. Il ne connoît donc ni les quadrupèdes, ni les oiseaux, ni les poissons, ni les serpens, ni les minéraux. La *Botanique*, qui paroît tenir plus essentiellement à son état, lui est peut-être plus familière; cependant, peut-on le croire, quand il ignore le nom de l'*asphodèle*, p. 499, et celui de la verveine qu'il appelle la *martiale*, p. 37; qu'il prend la renouée lizeron pour la *pariétaire*, p. 502; le plaqueminier, p. 182, pour un *cerisier*; l'épeautre, p. 43 (*Spelt*), pour du *froment*; l'armoise pour de l'*absinthe*, p. 37; le lycopode espèce de mousse, *Lycopodium selago*, pour une *bruyère*, p. 233; le suc du figuier, pour de la *pressure*, p. 85, et le roseau à écrire (*Schreibrohr*), pour une *écritoire*, p. 36; enfin, quand il nous dit que Pythagore défendoit à son ordre de manger des *haricots*, p. 234. On voit qu'il dénature tous les noms, et que les citations savantes de son auteur deviennent un chaos impossible à débrouiller.

M. Geiger ayant dédaigné d'apprendre l'histoire naturelle, ne doit pas être fort dans la *matière médicale*, ni dans la *pharmaceutique*; aussi appelle-t-il le vinaigre de Scylle, de *l'oxymel*, p. 245. Il nomme *tube d'Eustache*, p. 247, le conduit auriculaire qui est si connu sous le nom de *trompe d'Eustache*, ce qui n'annonce pas qu'il soit versé dans l'*Anatomie*. Cependant, il ne manque jamais de faire parade de ce qu'il croit avoir appris en *médecine*; il fait employer par les plus anciens auteurs tous les termes de la médecine moderne; ainsi, selon lui, p. 80, Hésiode appelle les *croutes purulentes* des Prœtides, des *dartres*. Melampe a guéri Iphiclus non avec de la rouille, mais avec de l'*oxyde*, p. 80. « Cypris apparut sous la forme d'un *pigeon* à Aspasie, et la guérit d'un *ulcère malin qui lui rongeoit le menton*, p. 135. » Il appelle l'ouverture des corps pratiquée par les Ægyptiens, p. 50, l'*autopsie cadavérique*. Le prophète Elie prédit au roi Joram, non une *colique d'entrailles*, mais une *enterite*, p. 61; la racine de mille feuilles que Patrocle écrase pour l'étendre sur la blessure d'Euripyle est une poudre *anodyne*. Enfin, Diane est une *sage-femme*, p. 96. Il ne s'aperçoit pas que toutes ces expressions sont autant d'anachronismes; mais il s'y complait, comme s'il dictoit des ordonnances; on croiroit entendre un médecin de village prescrire à un paysan un emplâtre de *mica panis*. Cependant il traduit *Eingeweide*, p. 184, les entrailles, par ces mots *parties vitales*, et p. 186 *die Wuth der Seuche*, c'est-à-dire *la violence de la peste*, par *toute espèce de calamité*.

Si toutes les connoissances que nous indiquons ont manqué à M. Geiger, que doit-il donc lui rester qui puisse le justifier d'avoir osé entreprendre un pareil ouvrage? L'intelligence de l'allemand qui est sa langue maternelle : eh bien, je puis assurer qu'il ne possède pas davantage cette langue. Ce ne sont pas les équivalens français qui lui manquent; car il paroît qu'à cet égard il a été assez bien aidé; mais ne connoissant que les mots, et ne comprenant pas les idées de son auteur, il est impossible qu'il les rende. Toutes les bévues que j'ai déja citées prouvent qu'il ne sait même pas l'allemand; car il lui suffisoit de traduire textuellement son original pour les éviter. On me permettra de citer quelques phrases qui feront voir combien il est loin de saisir le sens de l'original. Il rend, p. 141, ces mots, *man fabelte* qui signifient *on racontoit*, par cette phrase, un *fabuliste disoit.*

« Horapollo, dit M. Sprengel, nous apprend « que Horus est le symbole de l'empire du Soleil « sur les saisons, et qu'on faisoit supporter le trône « où étoit sa statue, par des figures de lions. » Il rapporte en note le passage de cet auteur; puis il ajoute : « C'est pour cela que la statue à tête de « lion qui est dans la Villa Albani, et que Win-« kelmann, Hist. de l'art., p. 557, regarde comme « un Anubis, doit plutôt être attribuée à Horus. » M. Geiger, p. 22, fait dire à son auteur : *c'est pour cela qu'on attribuoit plutôt à Orus qu'à Anubis, comme Winkelmann le prétend aussi, la statue à tête de lion qui existe dans la Villa Albani.* Voyez *l'Histoire de l'Art*, par Winkelmann, p. 73. Je n'ose entrer dans le détail des contre-sens que cette phrase renferme : d'abord par le changement de temps, chose à laquelle M. Geiger ne fait jamais attention, et qui est pourtant d'une extrême importance, il fait penser que c'étoient les anciens Ægyptiens qui attribuoient à Horus, la tête qui est aujourd'hui dans la *Villa Albani;* il prétend *qu'on la regardoit comme un Orus*, pendant que c'est un *Anubis*, et au contraire, M. Sprengel dit que les antiquaires et Winkelmann lui-même *l'ont regardé comme un Anubis et que c'est un Horus.* Il dénature l'opinion de Winkelmann comme celle de M. Sprengel; enfin, il traduit le mot *villa* par ville, et fait une cité d'une simple maison de campagne.

« La médecine, selon M. Geiger, p. 77, faisoit partie « des arts mystérieux qu'exerçoit Orphée, ou plutôt « les *Orphéiens.* La résurrection d'Eurydice nous en « fournit une preuve *incontestable. Depuis longtemps* « *on connoît l'usage des tablettes* orphiques sur les- « quelles étoient tracés des signes mystérieux et des « formules magiques. On possède aussi des *instruc-* « *tions* pour les cérémonies, les conjurations et le « *respect envers les Dieux*, attribuées à Orphée, ainsi « que des hymnes orphiques dont on *révoque* il est « vrai l'authenticité; *mais dont on ne peut cependant* « *nier l'existence*, surtout quand on ne cherche pas « à les attribuer à une seule personne de l'antiquité. « *Ces hymnes avoient aussi la prérogative d'opérer* « *quelques guérisons.* » Voici ce que dit l'original : « La médecine appartenoit aussi aux arts mystérieux « pratiqués par Orphée ou par les Orphiques, et la « résurrection d'Eurydice en est une preuve remar- « quable. On a colporté pendant longtemps des *tables* « *orphiques* sur lesquelles il y avoit des *signes curatifs* « *mystérieux*, et des formules magiques. On avoit « aussi des *méthodes* pour les cérémonies, les conju-

« rations et le *culte des Dieux*, elles étoient attribuées « à Orphée. On croyoit encore que les hymnes or-« phiques, dont l'authenticité est en général *sus-« pectée*, quoiqu'elle ne puisse pas être *tout-à-fait « niée*, pourvû qu'on ne veuille pas les attribuer « toutes à un seul *personnage de la haute antiquité*, « avoient aussi des propriétés médicales. »

Je ne crois pas qu'il soit possible de faire plus de fautes dans un si petit nombre de mots.

On me dispensera de pousser plus loin les citations : je dois dire, cependant, que M. Geiger ne sait pas même ce que signifie le mot *spæter*. Le plus souvent il le traduit par *plus ancien*, p. 124, quelquefois par *moderne*, p. 113, 143, 144, etc.; tandis qu'il signifie seulement *plus tard*, ou *moins ancien*; mais il rend aussi le mot *früher* qui signifie *plus ancien* par *plus moderne*, p. 123. Il est aisé de voir combien cela doit dénaturer les idées : ajoutez encore le changement continuel du présent pour le passé et du passé pour le présent, une foule de conjonctions toujours placées mal-à-propos, et il sera aisé de voir que cette traduction n'offre qu'un affreux mélange de phrases incohérentes, et que l'ensemble en est tout-à-fait inintelligible.

On demandera d'après cela comment quelques personnes ont pu faire l'éloge d'une pareille production. Cela est tout simple; les importunités de l'auteur, une indulgence toujours louable, la difficulté de se procurer l'original, l'ennui de le comparer avec la traduction, la vue de l'ensemble qui offre un plan magnifique, l'idée que le traducteur étant allemand, médecin, et *membre de plusieurs Sociétés savantes*, s'il n'a pas été élégant, doit au moins avoir été fidèle;

tout cela a pu égarer des critiques, qui d'ailleurs ont donné beaucoup de preuves de leur habileté, et déterminer leur suffrage.

Il est plus difficile d'excuser le traducteur qui avec la conscience de sa foiblesse, a pu se livrer à un semblable travail. C'est pourtant avec regret que nous nous sommes montrés si sévère envers lui ; mais nous n'avons pu voir sans indignation, tromper la confiance du public, et faire dire des turpitudes à un des premiers savans de l'Europe.

BIBLIOTHEQUE NATIONALE DE FRANCE

www.ingramcontent.com/pod-product-compliance
Ingram Content Group UK Ltd.
Pitfield, Milton Keynes, MK11 3LW, UK
UKHW020231200726
13856UKWH00004B/1710